脑卒中百问

王陇德 主编

中国人口出版社
China Population Publishing House
全国百佳出版单位

图书在版编目（CIP）数据

脑卒中百问 / 王陇德主编 . -- 北京 : 中国人口出版社，2023.12
ISBN 978-7-5101-9050-6

Ⅰ . ①脑… Ⅱ . ①王… Ⅲ . ①脑血管疾病 – 问题解答 Ⅳ . ① R743-44

中国国家版本馆 CIP 数据核字 (2023) 第 024175 号

脑卒中百问

NAOCUZHONG BAIWEN

王陇德 主编

责任编辑	曾迎新
美术编辑	刘海刚
责任印刷	林　鑫　任伟英
出版发行	中国人口出版社
印　　刷	北京柏力行彩印有限公司
开　　本	787 毫米 ×1092 毫米　1/32
印　　张	4.5
字　　数	54 千字
版　　次	2023 年 12 月第 1 版
印　　次	2023 年 12 月第 1 次印刷
书　　号	ISBN 978-7-5101-9050-6
定　　价	25.00 元

电子信箱	rkcbs@126.com
总编室电话	(010)83519392
发行部电话	(010)83510481
传　　真	(010)83538190
地　　址	北京市西城区广安门南街 80 号
邮　　编	100054

前言

脑卒中俗称“中风”，具有发病率高、复发率高、致残率高、死亡率高、经济负担重的特点。2005 年以来，它一直是我国国民死亡和成年人致残的第一位病因，据测算，我国每年因脑卒中而造成的社会经济负担已超过 400 亿元。

近年来，我国面临着人口老龄化和卒中发病年轻化双重压力，相关数据显示，2020 年我国脑卒中患者约 1780 万，脑卒中平均发病年龄比欧美国家约小 15 岁，年轻化趋势明显。大量劳动力人口由于脑卒中而早死或残疾，这将对我国社会经济发展产生严重影响。

健康是促进人的全面发展的必然要求，是经济社会发展的基础条件，是民族昌盛和国家富强的重要标志，也是广大人民群众的共同追求。面对脑卒中严峻的防控形势，国家卫生健康委于 2009 年启动了脑卒中防治工程，按照“关口前移、重心下沉；提高素养、宣教先行；学科合作、规范诊治；高危筛查、目标干预”的 32 字防控策略，建立以三级医院为核心、区县二级医院和社区乡镇基层医疗机构协作，疾控机构、急救机构等相关单位联动的脑卒中防治工作体系，健全院外人群高危因素筛查宣教、急救及院内急诊绿色通道和中心规范救治、院后康复随访综合干预的一体化服务模式，建立“早预防、早发现、早诊断、早治疗”长效工作机制。2023 年，国家卫生健康委成立加强脑卒中防治工作减少百万新发残疾工程专家委员会，继续推动全国脑卒中防治工作持续深入开展。

实践证明，大部分脑卒中可以预防！通过完善防治体系，普及健康理念，提高国民对脑卒中的重视程度，改变不良的生活方式，及早筛查危险因素并加以有效控制，能够有效降低脑卒中的发病率。通过提升大众对脑卒中症状的识别能力以及发病后迅速就诊的意识，能够大幅降低因脑卒中造成的死亡率及致残率。

本书深入浅出地介绍了脑卒中识别、预防、治疗、康复及健康管理等健康知识，内容科学，文字生动，进一步让知识普及有力，健康理念入心。希望本书能将健康生活理念与生活方式传播到千家万户，共同构筑起守护健康的屏障。

国家卫生健康委脑卒中防治工程委员会办公室

国家卫生健康委百万减残工程专家委员会

2023 年 12 月

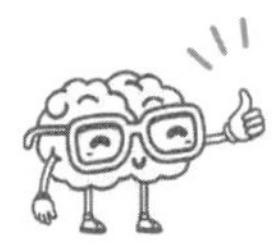

目录

第1章 脑卒中的基本概念

第 2 章　相关健康生活行为

第 3 章　脑卒中的筛查

第 4 章　缺血性脑卒中急性期治疗

第 5 章　脑卒中的内科防治

第 6 章　脑卒中外科干预及介入治疗

第 7 章　脑卒中的康复和护理

第 8 章　脑卒中的健康管理

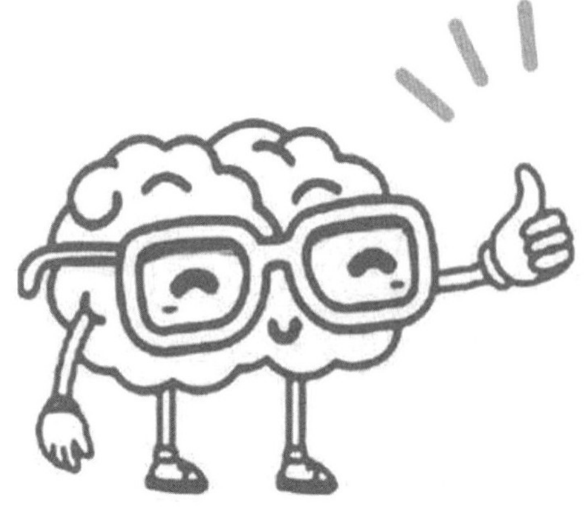

第 1 章

脑卒中的基本概念

1. 什么是脑卒中?

答：脑卒中广义上指血供异常所引起的任何脑组织损伤。脑卒中引起的症状和体征，与受累脑血管的供血区域一致。但出现弥漫性脑功能障碍时，如心搏骤停引起的全脑缺血，则不属于脑卒中的范畴。

2. 脑卒中都有哪些名称?

答：脑卒中名称很多，如“中风”“脑血管意外”。患者经常糊涂，我究竟患的是什么病呢？其实，都是一个病。“中风”为中医病名，多指因气血逆乱、脑脉痹阻或血溢于脑所致，具有起病急、变化快，如风邪善行数变之特点的疾病。这类病的发生是由于脑血管出了问题，发病突然、难以预料，因此又叫“脑血管意外”。

3. 脑卒中分哪几类？

答：脑卒中通常分为缺血性脑卒中和出血性脑卒中两大类。缺血性脑卒中即脑梗死，主要包括脑血栓形成和脑栓塞。(1) 脑血栓形成，多由动脉粥样硬化、各种动脉炎、外伤及其他物理因素引起脑血管局部病变形成血凝块堵塞脑血管而发病。(2) 脑栓塞，由多种疾病所产生的栓子进入血液，阻塞脑部血管而发病。临床上以心脏疾病为最常见的原因，其次是骨折以及外伤后脂肪入血、虫卵或细菌感染、气胸等空气入血，静脉炎形成的栓子。

短暂性脑缺血发作 (简称 TIA)，是一组以反复发作的可逆性、短暂性失语、瘫痪或感觉障碍为特点的疾病，多数 TIA 发作持续时间小于 1 小时。传统的 TIA 定义为症状和体征在 24 小时内消失，不留后遗症。TIA 是缺血性脑卒中发生的前兆，应引起高度重视。

出血性脑卒中主要包括：（1）脑出血，系指脑实质血管破裂出血，多由高血压、脑动脉硬化、脑淀粉样血管病等引起，不包括外伤性脑出血。（2）蛛网膜下腔出血，由于脑表面和脑底部的血管破裂出血，血液直接流入蛛网膜下腔所致。常见原因有动脉瘤破裂、血管畸形等。

4. 脑卒中发病率为什么居高不下？

答：错误的观念和不健康的生活方式是导致这一问题的最根本的原因。我国居民生活方式上存有许多误区，如膳食、运动、嗜好等方面。这也是多种慢性非传染性疾病共有的危险因素。

高血压、血脂异常、高血糖都可以诱发脑卒中，这些慢性非传染性疾病又统称为生活行为方式病。它涉及日常生活的方方面面，对人们的健康影响重大。同时因为它的普遍性和习以为常，许多人并不觉得生活行为方式对健康的影响有多重大。所以，错误的观念和不健康的生活方式成了“隐形杀手”。

5. 脑卒中的症状有哪些？

答：如果出现下面其中的一种或几种症状，短暂且反复发生时，要高度警惕，这有可能是脑卒中的预兆，要及时到医院治疗：

（1）突然一只眼或双眼短暂发黑或视物模糊。

（2）突然看东西双影或伴有眩晕。

（3）突然一侧手、脚或面部发麻（木）或伴有肢体无力。

（4）突然说话舌头发笨、说话不清楚。

（5）突然眩晕或伴有恶心呕吐，甚至伴有心慌出汗等。

（6）没有任何预感突然跌倒，或伴有短时神志不清等。

上述症状，不一定每个患者均有表现，但只要有症状出现，就是中老年人脑卒中的警报，要特别警惕。此时，应让患者保持安静，及时卧床休息，避免精神紧张，尽量少搬动，及时就近送医院诊治。

6. 脑卒中发病突然，都有哪些先兆?

答：脑卒中发病前往往有许多先兆，比如，发病前大多会有一次到多次的短暂性脑缺血发作，表现为突然发生的单眼或双眼看不清东西，面部或单侧肢体麻木、无力，说话不清楚等症状，一般发作仅持续几分钟便消失，极易被患者忽略。一旦出现上述先兆，常预示着脑卒中的来临，应积极到医院求治，不可延误。

7. 为什么说肢体麻木要警惕脑卒中？

答：在临床上常遇到有些中老年人，偶尔或持续出现半身麻木，有时还伴有口唇发麻、舌麻、面麻等，也未介意。自以为上了点年岁，这点“小毛病”算不了什么。直到麻木加重，甚至出现该侧肢体无力或瘫痪时，才追悔莫及，才到医院检查治疗。

这究竟是怎么回事呢？我们知道，大脑的一侧半球，支配着对侧的面部、肢体感觉功能和运动功能。如果该侧的颈内动脉系统出现供血不足时，影响了大脑皮层的感觉中枢，便会产生对侧肢体麻木，或有蚁行感、烧灼感等异常感觉。一般来说，中年以上的人，多开始出现脑动脉硬化，而且随着年龄的增长，病情会进一步加重，使血管壁增厚，管腔狭窄或闭塞，从而发生脑梗死。如果梗死灶较小，只损害了管理感觉功能的神经组织，则只能造成对侧躯体某一部位麻木或半身麻木。有的只是短暂性脑供血不足，所以，只引起阵发性麻木。若缺血性脑组织进一步扩展，动脉闭塞病变的程度进一步加重，对侧面部、躯体的麻木可由局部扩展到半身，由短暂性麻木演变为持续性麻木。病损区域扩大并损害了管理运动中枢的脑组织时，便可产生对侧肢体无力或瘫痪。因此，中老年人特别是高血压、脑动脉硬化患者，一旦出现肢体麻木，或同时出现面部麻木、舌麻、口唇发麻等异常感觉时，则可能是脑卒中的先兆，不可掉以轻心，必须到医院做相应的检查，如颈部血管超声、经颅多普勒超声、脑

CT 等，并接受正规的二级预防治疗（详见第 14 条），必要时做手术或支架治疗，以避免神经功能障碍的进一步恶化。

8. 如何判断脑卒中的早期危险信号？

答：首先需要重视的是对脑卒中相对特异性症状体征的识别。美国心脏病 / 脑卒中协会推荐的患者自我进行的脑卒中识别方法——FAST，可以作为我国非专业神经科社区医生快速辨别脑卒中的一种手段。有研究证实，FAST 方法可以正确判断大部分的急性脑卒中。

FAST 是 4 个英语单词的首字母，含义如下：

F（面部，Face），嘱其微笑，观察一侧口角有无下垂；

A（上肢，Arm），上抬双上肢呈 90 度，观察是否有一侧上肢下垂或一侧上肢下垂得快；

S（语言，Speech），嘱其说一个简单的句子，看有无新的语言障碍；是否结巴、言语含糊，找词困难或命名不能；

T（时间，Time），有两重含义，第一重含义是如果上述三项检查有任何一项不能完成，而且是在短时间内出现，须考虑脑卒中的可能；第二重含义是应该尽早就诊，时间就是生命。

9. 脑卒中症状出现后应该怎么办？

答：（1）如果出现脑卒中症状，患者要保持安静，卧床休息。同时通知周围人或家人，并且最好让了解病情的家属陪同入院，以便给医生提供详细病史。

（2）紧急拨打急救电话。尽快选择能治疗脑卒中的专业医院。脑卒中最佳治疗时机是发病三小时内，不能等待，以免失去最佳治疗时间。搬动患者最好用担架，途中避免颠簸。

（3）家庭紧急处理。如果家里有血压计的话，应马上测量并记录血压。注意不要给患者使用一些不能确定的药物以免加重病情或出现不良药物反应；如果脑卒中患者已经出现吞咽困难的问题，那么喂药的过程中很有可能出现呛咳、误吸、窒息，导致病情加重甚至危及生命。

10. 家人突发脑卒中如何及时呼救？

答：单独出现或同时出现多个脑卒中症状时，要立即拨打急救电话“120”，并把以下情况说清楚：

（1）您或其他现场联系人的姓名和电话号码。

（2）患者的大致情况，如姓名、性别、年龄、发病原因及主要症状。

（3）要求急救车到达的具体地点和该地点附近的明显标志，如建筑物或公交车站等。

（4）待急救电话的接听者告诉您可以挂电话时您再挂断，然后马上派人去等候急救车，同时保持您或其他现场联系人的电话畅通。必要时不要放下电话，询问并听从专业人员的指导进行处理。

11. 家人突发脑卒中应采取哪些家庭急救措施?

答：患有高血压、心脏病或糖尿病的患者，突然头晕、头痛或晕倒，随后出现口眼歪斜、流口水、说话含混不清或呕吐、一侧肢体瘫痪等症状，就很可能是脑卒中，要立即采取以下措施：

（1）参照上一题目中所述方法拨打急救电话。

（2）应使患者仰卧，将头偏向一侧，以防止痰液或呕吐物引起呛咳，或回吸入气管造成窒息。如果患者口鼻中有呕吐物阻塞，应设法抠出，保持呼吸道通畅。如患者未清醒，切忌盲目给患者喂水或饮料。

（3）解开患者领口纽扣、领带、裤带、胸罩，如有假牙也应取出。

（4）如果患者是清醒的，要注意安慰患者，缓解其紧张情绪。宜保持镇静，切勿慌乱，不要哭喊或呼唤患者，避免造成患者的心理压力。

（5）不要舍近求远，脑卒中患者早期处理一刻千金，必须分秒必争，不要只顾到有名气的医院而延误抢救时间。

（6）在没有医生明确诊断之前，切忌给患者服用药物，如止血剂等，也包括平时服用的降压药，防止病情加重。在整个运送过程中家属听从急救医师的建议。

12. 如何正确搬运脑卒中患者？

答：搬运脑卒中患者时，要使用正确的方法，防止因不正确的手法而加重患者的病情。正确方法如下：2~3 人同时用力，一人托住患者头部和肩部，使头部不要受震动或过分扭曲，另一人托住患者的背部及臀部，如果还有一人，则要托起患者腰部及双腿，三人一起用力，平抬患者至硬木板床或担架上，放置到有足够空间的车上。不要在搬运时把患者扶直坐起，勿抱起患者或背扛起患者。切忌直接把患者放到自驾车或出租车后座上，因为自驾车和出租车后座太柔软，可能会使患者在运送过程中受到进一步的伤害。

13. 脑卒中是否可防可治?

答：答案是肯定的，脑卒中可防可治。大部分脑卒中是可以预防的。我们要纠正错误的观念和不健康的生活方式，有意识地避免脑卒中的危险因素；另外，对体内已经形成的病理变化，如颈动脉斑块造成狭窄等，要引起重视，定期进行脑卒中危险因素筛查，及早发现问题，做到早预防、早诊断、早治疗，就可以有效防止脑卒中的发生。

脑梗死发生后，在 4.5 小时内，排除禁忌证后应尽早对患者进行静脉溶栓治疗，部分适合进行血管内取栓的患者治疗时间窗可延长 6~24 小时。尽早治疗能够挽救部分尚未坏死的脑组织，极大地改善患者的预后，降低死亡率和致残率，部分患者可以完全恢复到以前的状况。但在我国只有不到 2% 的患者能够及时送达医院并接受静脉溶栓治疗。

14. 什么是脑卒中的一级预防和二级预防?

答：脑卒中的一级预防是指疾病发生前的预防，即通过早期改变不健康的生活行为，积极主动控制各种致病的危险因素，从而达到使脑血管病不发生或推迟发病的目的。所谓二级预防是针对已发生脑卒中的患者而言，这些人需要预防再次发生脑卒中。此时除了继续控制各种危险因素外，还需根据脑卒中发生的具体原因进行干预以防复发。

第 2 章

相关健康生活行为

15. 什么是健康素养，我国国民健康素养现状是什么样的?

答：健康素养是指个人获取和理解基本健康信息，并运用这些信息做出正确判断，以维护和促进自身健康的能力。我国国民的健康素养普遍偏低，在健康认知上急需提高。

2009年底，原卫生部公布的首次国民健康素养调查显示，我国具备健康素养的居民仅占6.8%。根据我国当前的主要公共卫生问题，将健康素养划分为五类，即科学的健康观、传染病预防、慢性非传染性疾病预防、安全与急救以及基本医疗素养。我国居民具备这五类健康问题的相关素养比例由高到低分别是：科学的健康观素养为29.97%、安全与急救素养为18.70%、传染病预防素养为15.86%、基本医疗素养为9.43%、慢性非传染性疾病预防素养为 4.66%。具备慢性非传染性疾病预防素养的人口比例最低，100 个人里面不到 5 个人。

16. 预防脑卒中从什么时间开始？

答：养成健康的生活方式和行为，预防脑卒中越早开始越好。因为，动脉硬化的病理改变往往从儿童时期就已经开始，随年龄的增长而逐渐加重。

高脂血症和肥胖是引起动脉硬化的主要原因。从幼年开始，适当控制高胆固醇及高糖食物的摄入，多吃水果蔬菜；养成不偏食、不过量饮食的习惯；积极参加各项体育运动，养成良好的生活习惯，对人一生的健康极为有益。

17. 日常生活中，应该注意哪些问题来预防脑卒中?

答：饮食习惯与脑卒中的发生关系密切，如高盐、高脂饮食、吸烟、饮酒、缺乏体育锻炼等都已证实是脑卒中的危险因素。因此，脑卒中的预防要以“健康四大基石”为主要内容，即“合理膳食，适量运动，戒烟限酒，心理平衡”。

重点注意以下 4 点:

(1) 高血压患者，合理控制血压，规范服用降压药物。

(2) 高脂血症患者，注意控制血脂，坚持服用降血脂药物。

(3) 糖尿病患者应积极控制血糖。

(4) 心房纤维性颤动或有其他心脏疾病者，应控制心脏病等危险因素。

日常生活行为要注意以下 10 点：

（1）饮食要清淡。

（2）适度增加体力活动。

（3）克服不良的嗜好，应戒烟、限酒、避免久坐等。

（4）防止过度劳累、用力过猛。

（5）老年人应防止过快改变体位、预防便秘。

（6）注意气候变化。

（7）每天饮水要充足。

（8）看电视、上网等不要太久。

（9）保持情绪平稳。

（10）定期进行健康体检，发现问题早防早治。

总之，脑卒中对人类生命和健康的威胁是十分严重的，但如果大家都能清楚地认识它的危险因素并积极加以预防，脑卒中的发病率一定会下降。

18. 如何通过改善饮食来预防脑卒中？

答：我国居民的饮食习惯与西方人差别较大。近年来由于生活水平的普遍提高，人们的饮食习惯正在发生较大变化。

高盐饮食可使血压升高并促使动脉硬化形成，是引发脑卒中的主要危险因素之一，很多研究都确认其与脑卒中的发生密切相关。我国国民每天吃肉食的比例明显上升，特别是动物性脂肪的摄入量增长较快，而且脂肪和胆固醇的摄入量远高于西方人，容易患有高胆固醇血症，这也是引发脑卒中的主要危险因素之一。

有研究显示，平时吃水果和蔬菜较多的人患脑卒中的机会相对较少。每天进食一些水果和蔬菜可使脑卒中的危险降低。《中国居民膳食指南 2022》

建议：限制食盐摄入量（＜5 克 / 天），胆固醇的摄入量每天应＜300 毫克；提倡多吃蔬菜、水果、谷类，适量进食牛奶、鱼、豆类、禽和瘦肉等，使能量的摄入和需要达到平衡。改变不合理的膳食习惯，通过吃谷类和鱼类（含不饱和脂肪酸）、蔬菜、豆类和坚果可以减少饱和脂肪酸的摄入量。

19. 为什么多吃蔬菜水果很重要？

答：以前中国人吃蔬菜比较多。近 20 年我们吃蔬菜从人均 400 多克降到现在 200 多克。本应该多吃的东西反而吃得很少，或者是越来越少，应该限量吃的东西，比如肉类、油脂类却大量增加，而且这个情况似乎还没有转变的趋势。再比如说水果，这是对健康非常好的食物，应该作为每顿饭的必备食物。但是我国国民吃水果一直很少，特别是男士们常常吃得不多，认为那是零食。现在研究表明，水果里面含有大量的非常好的营养素，可以降低很多疾病的发病率和死亡率。比如说冠心病的发病风险可以降低 39%，肺癌发病风险可以降低 30% 左右，脑卒中发病风险可以降低 31%。

20.“想吃什么身体就缺什么”，这种说法正确吗？

答：养成健康的生活习惯、树立正确的保健观念非常重要。从短缺经济时代过渡到现在，我们周围的环境已经发生了很大变化，人也应该跟着变化。就拿吃饭来说，现在物质资源丰富，我们却不知道怎么去吃了。有人说“我想吃的就是我身体需要的”。试着想一想，是为满足味蕾而吃，还是为强身健体而吃？前者必然会导致偏食、挑食、营养摄入不均衡。

比如，以往对于植物油的观念，中国人有个习惯就是炒菜油少了不香，很多人炒菜油放得很多。其实，植物油的热量和动物油几乎是一样的，每100毫克都约含900千卡的热量。很多人就是因为吃了过多的油而造成身体的肥胖和超重。中国营养学会推荐的植物油摄入量每人每天25~30克（半两左右），但是我们现在全国人均44克，北京市人均83克。以北京市为例，要将每天多吃的油耗掉的话，需慢跑一个小时，快走一个半小时。

40岁以上的人每天的饮食习惯应坚持“十个网球”原则：不超过一个网球的肉类，相当于两个网球的主食，要保证三个网球的水果，不少于四个网球的蔬菜。

21. 肥胖是否会引发脑卒中？

答：肥胖是否会引发脑卒中，这是许多肥胖者比较关心的话题。什么叫肥胖呢？一个人的体重超过标准体重的 20% 称为肥胖。计算标准体重有一个简单的公式，就是标准体重（千克）等于身高（厘米）减去 105。如一个人的身高为 165 厘米，他的标准体重：165–105=60 千克。肥胖按其程度不同，分为轻度、中度和重度三级。肥胖程度超过标准体重的 20%~39% 为轻度肥胖，超过标准体重的 40%~49% 为中度肥胖，超过标准体重的 50% 及以上者为重度肥胖。

许多研究表明，肥胖者发生脑卒中的概率比一般人高出 40%，突然死亡的概率是一般人的 1.86 倍。为什么肥胖容易发生脑卒中呢？主要是因为肥胖者多伴有内分泌紊乱，血中胆固醇、甘油三酯含量升高，高密度脂蛋白降低，容易发生动脉硬化。此外，肥胖又易引发糖尿病、冠心病和高血压等疾病，这些都是脑卒中的危险因素。

由此可见，肥胖不可轻视，预防脑卒中应注意控制饮食，减少进食量及高脂肪食物的摄入，增加运动量，减少肥胖的风险。

22. 为什么我国国民的健康运动现状必须来一场彻底的革命？

答：运动是健康的第一要素。现在大多数人运动不足，调查表明十年前和现在基本上没什么变化，大概仅有 20% 的人有经常性的运动锻炼，大部分人是不锻炼或者偶尔锻炼。再加上现在生活方式有了很大的改变，原来上班还得走路、骑自行车，现在是坐车、开车，原来进了办公楼是爬楼梯，现在是坐电梯，进商店还坐滚梯。这样一多一少、一正一反的变化，是非常不利于身体健康的。近 20 年，超重人群增长了 40%，肥胖人群增长了 80%。超重和肥胖是所有慢性病的重要危险因素。冠心病、糖尿病、高血压的发病率均高于正常人数倍。综上所述，日常行为对健康的影响如此之大，一般的变革是不行的，必须来一场彻底的革命。一定要认识到问题的严重性，一定要了解什么是科学的行为方式。

23. 为什么要适度增加体力活动来预防脑卒中？

答：生命在于运动。经常运动的人罹患脑卒中的概率明显降低。据统计，40 岁以后的男性积极运动比不爱活动的同龄人发生脑卒中的风险低 30%。运动能够增强心脏功能，改善血管弹性，促进全身的血液循环，增加脑的血流量。运动能够扩张血管，使血流加速，并能降低血液黏稠度和血小板的聚集性，从而减少血栓形成。运动可以促进脂类代谢，提高血液中高密度脂蛋白胆固醇的含量，从而预防动脉硬化。

在实践中，对于绝大多数人来说，以每天快走 30 分钟为例，罹患脑卒中的风险可降低 30%。快走是指在 12 分钟内走完 1 公里的路程。增加体力活动的方法和形式有很多种，比如骑自行车、慢跑、爬山、练太极拳等。不同年龄段的人可根据自己的体力情况和喜好，选择适合自己的运动。每次运动的时间在 30~60 分钟为宜，最好能长期坚持。

24. 年轻人是否不必担心罹患脑卒中？

答：脑卒中的主要患者群是中老年人，临床资料显示 2/3 以上的脑卒中首次发病是 60 岁以上的老年人，但这并不能说明年轻人就可以高枕无忧了。现在，脑卒中已经出现“年轻化”的趋势。年轻人患脑卒中的危险因素除了高血压、酗酒、吸烟、夜生活过度、高脂肪饮食外，还有代谢异常（如高同型半胱氨酸血症）、血液病、心脏疾病、先天性疾病、免疫系统疾病等因素。因此，纠正不健康的生活方式，积极筛查致病因素并给予相应的治疗乃是年轻人远离脑卒中的关键。

25. 为什么脑卒中容易在秋冬季节发作?

答：气候变化是诱发脑卒中不可忽视的因素。约有一半以上的患者，发生在秋末冬初气候骤变的时候。这是因为：

（1）低气温可使体表血管的弹性降低，外周阻力增加，血压升高，进而导致脑血管破裂出血。

（2）寒冷的刺激还可使交感神经兴奋，肾上腺激素分泌增多，小动脉痉挛收缩，增加了外周阻力，血压升高，脑血管缺血。

(3) 寒冷还可使血液中的纤维蛋白原含量增加，血液黏稠度升高，促使血液中血栓的形成而发病。

（4）寒冷可使呼吸道抵抗力降低，引发急性炎症，急性炎症通过一系列生物生化反应，有可能会促进动脉粥样硬化甚至促使斑块破裂，大量的炎性介质会影响血液系统，导致凝血失衡，进而形成血栓。

26. 吸烟对脑卒中发病有什么影响？

答：到目前为止，我国男性吸烟率大概为50%。吸烟不但危害自己，还危害家人、亲友，特别是危害婴幼儿。许多研究认为，吸烟是许多心脑血管疾病的主要危险因素，吸烟者的冠心病、高血压、脑卒中及周围血管病的发病率均明显升高。据研究，吸烟者发生脑卒中的危险是不吸烟者的 2~3.5 倍；如果吸烟和高血压同时存在，脑卒中的危险性就会升高近 20 倍。所以，吸烟对身体健康的危害很严重。

27. 酗酒对脑卒中发病有什么影响?

答：酗酒或过量饮酒，对健康的影响也是非常大的。酒精可危害肝脏，损害肝功能。酒精对人体具有强烈的麻醉作用，尤其是酒精含量较高的白酒、白兰地等烈性酒，长期饮用对人体的危害更大。它不仅严重损害人体各种器官，而且会引起各种疾病。酗酒缩短人的寿命。有资料表明，酗酒者脑卒中的死亡率为不饮酒者的 3 倍。长期酗酒的人，还会发生酒精中毒性心脏病，严重者可出现心律失常，心力衰竭，甚至突然死亡。过量饮酒后血液中有收缩血管作用的儿茶酚胺浓度升高，会导致血压升高。经常饮酒者多喜食荤菜、咸菜下酒，因而摄入大量的钠，这也容易导致血压升高。急性酒精中毒的兴奋期，交感神经兴奋，心跳加快，血压升高，这样管壁薄弱的脑动脉更易破裂而引发脑卒中。

28. 久坐对脑卒中发病有什么影响?

答：健康专家发出最新警告：久坐对健康有害，会降低平均寿命。科学家认为，即使经常做运动，长时间坐着也对健康没有好处。不管你是在咖啡馆、学校坐着，还是在车里坐着，或者是在电脑和电视机前坐着，只要一天的大部分时间都是坐着，就会对健康造成不利影响。

以前的几项研究显示，一天的大部分时间都是坐着的人，容易肥胖，引发心脏病等心血管疾病，从而诱发脑卒中的危险高，甚至会突发死亡。

2009 年公布的一项研究，对 1.7 万多名加拿大人进行了大约 12 年追踪调查。研究人员发现，人们坐的时间越长，死亡的危险就越大，这跟他们是否运动无关。

专家表示，虽然目前我们还没有充分的证据可以证明坐多久对身体有害，但是，似乎我们经常地站起来，更加频繁地打断这种坐着的姿势，对身体就越好。

29. 心理问题对脑卒中发病有什么影响?

答：随着社会发展，生活节奏快，精神压力大，心情紧张，许多人会存在心理问题。但是我们很多人不把心理问题当作疾病，只是认为这个人思想有问题。实际上，现在无论哪个人群，像中年人群、青少年人群等，心理问题非常多。

患有脑卒中的人在其致病的因素中，心理问题是非常重要的因素。心理疾病会诱发或加重常见的高血压、糖尿病等疾病。心理状态不正常的人会产生紧张焦虑情绪，频频给机体自主神经不良的刺激，它产生各种应激的信号，扰乱内分泌的均衡状态，易导致各种疾病的发生。

心理专家提醒，预防心理疾病的发生要做到：丰富精神文化生活；找到诉苦解愁，得到安慰、劝解，排解苦闷和烦恼的方式和场所；多与他人沟通，加强人际交往，消除寂寞烦恼；经常调整心态，充实生活，加强学习，关心自己，宽慰自己，保持心理平衡。

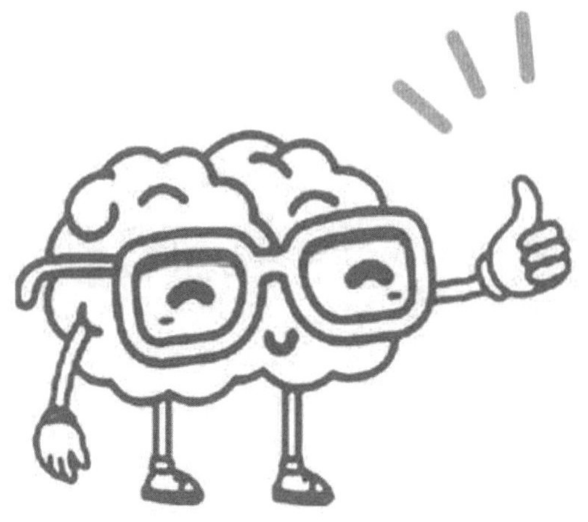

第 3 章

脑卒中的筛查

30. 脑卒中高危人群需做哪些方面的筛查?

答：原则上，年龄超过 40 岁的人都需要进行脑卒中筛查。一般筛查内容包括脑卒中危险因素、血液检查、神经系统体格检查、颈动脉超声、经颅多普勒超声 (TCD) 等。

根据脑卒中高危人群筛查和干预工作流程，依据以下 8 项危险因素进行风险评估：

（1）高血压病史 (≥ 140/90 毫米汞柱), 或正在服用降压药；（2）房颤和心脏瓣膜病；（3）吸烟；（4）血脂异常；（5）糖尿病；（6）很少进行体育运动 (体育锻炼的标准是每周锻炼≥ 3 次、每次≥ 30 分钟、持续时间超过 1 年；从事中重度体力劳动者视为经常有体育锻炼)；（7）肥胖 (体重指数≥ 28 千克 / 平方米)；（8）有脑卒中家族史。

具有≥ 3 项危险因素，或以前有过脑卒中 / 短暂性脑缺血发作的患者，评定为脑卒中高危人群；具有 0~2 项危险因素，但患有慢性病 (高血压、糖尿病、心房颤动或瓣膜性心脏病) 之一者，评定为脑卒中中危人群 ；具有 0~2 项危险因素，且无慢性病者为脑卒中低危人群。

高危人群需要进行脑卒中风险评估，具体内容请到当地医院咨询。

31. 脑卒中筛查的规范流程是什么？

答：急性脑卒中患者需要在急诊完善脑 CT、心电图、血常规、凝血功能、肝肾功能、心肌酶等检查。结合患者病情，需要增加头部核磁共振、心梗心衰标记物、血浆 D- 二聚体等检查。入院后诊治时，应常规完善尿常规、血脂、血同型半胱氨酸、超声心动图、颈部血管超声、经颅多普勒超声、动态心电图等检查。部分患者需要完善头部 CT 血管成像、全脑血管造影。出院后应该根据病情定期在神经科门诊或者脑卒中门诊复查，一般复查血常规、肝肾功能、心肌酶、血脂，部分患者需要复查颈部血管彩超和经颅多普勒超声。总之，应该听从临床医生的建议配合完善必要的检查。

32. 脑卒中筛查为什么要检查颈部动脉？

答：缺血性脑卒中主要是脑动脉堵塞，医生却要检查颈动脉是否有病变，那是为什么呢？连接心脏和脑动脉的是颈部的四条动脉（前面两条颈动脉和后面两条椎动脉），这些颈部动脉是通往脑组织的上游动脉，我们可以统称为“颈部动脉干”。如果颈部动脉干中的某一条或多条动脉的管壁像老化的水管一样有很多的锈垢（动脉粥样硬化斑块），那么这些斑块的碎片一旦脱落，就会顺着血流进入脑动脉而造成脑动脉堵塞。此外，颈部动脉干的管腔变窄到一定程度或闭塞，脑动脉因得不到足够的血液供应而出现脑缺血或脑梗死。因此，脑卒中患者必须检查颈部动脉是否有动脉粥样硬化斑块以及其通畅程度。

33. 脑卒中筛查，为什么要检查心脏？

答：一是因为患脑卒中后心脏会受到不同程度的影响；二是因为脑卒中有可能是心脏疾病所致，譬如心房纤颤或其他原因造成心腔内有血凝块，血凝块脱落以后会顺着血流进入脑动脉，造成脑动脉堵塞。所以，患了脑卒中要检查心脏，医生会根据病情需要安排心电图、24 小时动态心电图和心脏超声等检查。

34. 缺血性脑卒中发生后，应做哪些检查？这些检查具有什么意义？

答：头颅 CT 或者磁共振 (MRI) 上发现缺血性脑卒中后，可以做如下检查，有助于判断脑卒中是否与颈部或头颅血管病变相关，以明确脑卒中发生的原因。这些检查可以分为无创性和有创性检查。前者包括: 颈部血管超声、经颅多普勒 (TCD)、头颈部 CT、血管造影 (CTA)、磁共振血管造影 (MRA) 等；后者为全脑血管造影 (DSA) 检查等。

35. 颈部血管超声检查对脑卒中诊疗具有什么指导意义?

答：颈部血管超声包括颈动脉超声和椎动脉超声。颈动脉超声检查简便易行、无创伤、重复性好、成像清楚、分辨率高。不仅能够准确地判断颈动脉狭窄程度和范围，还可以判断斑块的性质，对证实颈动脉源性栓塞有提示意义，为下一步采取何种治疗措施提供有价值的依据。椎动脉超声也可以判定椎动脉起始段和颈段是否存在管腔狭窄，是否具有手术指征。有高血压、吸烟史、糖尿病、高脂血症等情况的高危人群，有必要行颈部血管超声检查，以及早发现动脉粥样硬化斑块，及早干预和治疗，对预防缺血性脑卒中有着更为重要的意义。

36. 经颅多普勒超声 (TCD) 检查对脑卒中诊疗有什么指导意义?

答：经颅多普勒超声 (TCD) 是一种有效、无创伤性的脑血管检查方法。目前广泛应用于临床，用于判断和筛查与脑卒中相关的颅内动脉病变，及时发现颅内的血管狭窄、堵塞、痉挛等情况，让医生尽早处理。

37. 对脑出血患者怎样合理选择影像学检查方法?

答：急诊患者首选 CT 检查，诊断急性脑出血的准确率接近 100%，CT 检查为急性期脑出血首选影像学检查方法。CT 能够快速、清晰地显示脑出血的特征性高密度病灶，尤其在急性期，能准确显示血肿的部位、出血量多少、血肿是否破入脑室等，以便及时进行治疗，也可在 CT 的引导下进行血肿的穿刺抽吸治疗。脑出血亚急性期以后，可选择 MRI 检查或 CT 检查。

38. 蛛网膜下腔出血应选择哪些影像学检查?

答：脑 CT 是诊断蛛网膜下腔出血的首选方法，可显示蛛网膜下腔高密度影像；CT 未见明显异常但高度怀疑蛛网膜下腔出血时可进行腰椎穿刺进行诊断。由于蛛网膜下腔出血常见病因为颅内动脉瘤、脑血管畸形，常规 CT 平扫很难显示。脑血管造影 (DSA) 是诊断颅内动脉瘤最有价值的方法，阳性率达 95%，可以清楚地显示动脉瘤的位置、大小、与载瘤动脉的关系、有无血管痉挛等。条件具备、病情允许时，应争取尽早行全脑 DSA 检查，以确定出血原因和治疗方法。

39. 短暂性脑缺血发作 (TIA) 患者为何需影像学检查？

答：由于短暂性脑缺血发作 (TIA) 的患者症状多在 1 小时内完全缓解，不遗留临床症状和体征，因此患者通常认为没有必要进行影像学检查。但由于 TIA 患者发生脑卒中的机会明显增加，而影像学检查可以提示 TIA 的病因，有助于早期进行有效的治疗，从而降低脑梗死的发生率。脑 CT 或 MR 检查有助于排除与 TIA 类似表现的颅内病变；CT 血管成像 (CTA) 或 MR 血管成像 (MRA) 能够发现血管狭窄、闭塞；CT 脑灌注 (CTP) 或 MR 脑灌注检查能够早期发现患者脑血流灌注异常改变。

因此影像学检查对 TIA 的早期诊断和及时治疗具有重要价值。

40. 为什么急性脑梗死患者需要做 CT 脑灌注 (CTP) 及 CT 血管成像 (CTA) 检查?

答：常规 CT 检查通常难以发现急性期脑梗死病灶，而 CT 脑灌注及 CT 血管成像能够显示脑梗死灶以及周围是否存在可挽救的脑组织，CTA 检查能够显示阻塞血管的部位，从而帮助临床制订个体化治疗方案。

41. 为什么有些脑梗死患者，CT 检查没有发现病灶?

答：首先，脑梗死在 CT 上的显影需要一段时间，一般在 24 小时之后显影；其次，由于 CT 上小脑及脑干部位的颅骨影响，这些部位的脑梗死灶容易漏诊，CT 检查尚存在局限性。因此这些患者需要进行 MR 检查，以弥补 CT 检查的不足。

42. 脑卒中患者进行影像学检查前，家属应向医生提供哪些信息，并做哪些准备?

答：发现患者出现脑卒中的相关症状后，应第一时间就医。就医时需携带以前做过的影像资料，告诉医生患者的脑卒中相关病史。CT 检查前家属应提前去除患者头颈部的金属物；对于躁动患者应提前由临床医生采取措施，尽可能保证 CT 检查时患者保持不动，以避免运动金属伪影对图像的干扰。

第 4 章

缺血性脑卒中急性期治疗

43. 什么是缺血性脑卒中静脉溶栓治疗?

答：缺血性脑卒中是一种急性脑血管病，发病很突然，往往没有预兆。此病是由于血管堵塞造成脑组织缺血而出现了讲话不清楚、肢体瘫痪等临床症状和体征。缺血性脑卒中具有发病率高、致残率高和死亡率高的特点。闭塞的血管如果得不到再通，平均每分钟将丧失 190 万个神经细胞。重组组织型纤溶酶原激活剂 (Recombinant tissue plasminogen activator，rt-PA) 和尿激酶是目前常用的治疗急性缺血性脑卒中的药物，通过静脉注射到人体内可以使血栓溶解，从而使被阻塞的血管再通，这种治疗方法称为静脉溶栓。发病后 4.5 小时静脉溶栓是最具针对性的治疗手段，可以使闭塞的血管再通，使得没有完全坏死的脑组织恢复正常，以挽救患者的生命，降低患者残疾的程度。

44. 哪些患者适合静脉溶栓治疗?

答：欲使用 rt-PA 溶栓的脑梗死患者需在发病 4.5 小时之内到达医院；欲使用尿激酶溶栓的脑梗死患者需在 6 小时之内到达医院。患者需要满足以下条件，并经过临床医生的研判才能接受静脉溶栓治疗。rt-PA 静脉溶栓治疗适应证、禁忌证及相对禁忌证如下（来自《中国急性缺血性脑卒中诊治指南 2018》）：

（1）发病后 3 小时内可以用 rt-PA 治疗的缺血性脑卒中患者：

①适应证：有缺血性脑卒中导致的神经功能缺损症状、症状出现＜ 3 小时；年龄≥ 18 岁、患者或家属签署知情同意书。

②禁忌证：颅内出血 (包括脑实质出血、脑室

内出血、蛛网膜下腔出血、硬膜下 / 外血肿等)；既往颅内出血史；近 3 个月有严重头颅外伤史或脑卒中史；颅内肿瘤、巨大颅内动脉瘤；近期 (3 个月) 有颅内或椎管内手术；近 2 周内有大型外科手术；近 3 周内有胃肠或泌尿系统出血；活动性内脏出血；主动脉弓夹层；近 1 周内有在不易压迫止血部位的动脉穿刺 ；血压升高：收缩压≥ 180 毫米汞柱，或舒张压≥ 100 毫米汞柱；急性出血倾向，包括血小板计数低于 100×10^{9}/ 升或其他情况；24 小时内接受过低分子肝素治疗；口服抗凝剂且 INR1.7 或 PT ＞ 15 秒；48 小时内使用凝血酶抑制剂或Ⅹa因子抑制剂，或各种实验室检查异常 (如 APTT，INR，血小板计数，ECT，TT 或Ⅹa因子活性测定等)；血糖＜ 2.8 毫摩尔 / 升或＞ 22.22 毫摩尔 / 升；头 CT 或 MRI 提示大面积梗死 (梗死面积＞ 1/3 大脑中动脉供血区)。

③相对禁忌证：下列情况需谨慎考虑和权衡溶栓的风险与获益 (即虽然存在一项或多项相对禁忌

证，但并非绝对不能溶栓）。轻型非致残性脑卒中；症状迅速改善的卒中；惊厥发作后出现的神经功能损害（与此次脑卒中发生相关）；颅外段颈部动脉夹层；近 2 周内严重外伤（未伤及头颅）；近 3 个月内有心肌梗死史；孕产妇；痴呆；既往疾病遗留较重神经功能残疾；未破裂且未经治疗的动静脉畸形、颅内小动脉瘤（＜ 10 毫米）；少量脑内微出血(1~10 个）；使用违禁药物；类卒中。

（2）发病后 3~4.5 小时内可以用 rt-PA 治疗的缺血性脑卒中患者：

①适应证：有缺血性脑卒中导致的神经功能缺损症状、症状持续 3~4.5 小时；年龄≥ 18 岁、患者或家属签署知情同意书。

②禁忌证：同发病 3 小时内的禁忌证。

③相对禁忌证：在发病 3 小时内的相对禁忌证基础上，增加使用抗凝药物，INR ≤ 1.7，PT ≤ 15 秒；严重卒中 (NIHSS 评分＞ 25 分）。

（3）发病后 6 小时内可以用尿激酶治疗的缺

血性脑卒中患者：

①适应证：有缺血性脑卒中导致的神经功能缺损症状、症状出现＜6小时、年龄18~80岁、意识清醒或嗜睡、脑CT无明显早期脑梗死低密度改变、患者或者家属签署知情同意书。

②禁忌证：同rt-PA的禁忌证。

45. 溶栓前口服阿司匹林是否为静脉溶栓禁忌？

答：溶栓前口服阿司匹林不是静脉溶栓的禁忌证，但口服阿司匹林后静脉溶栓可能会增加出血的风险，应该由神经科医师根据患者的具体情况来分析。

46. 发病时间不明确的急性缺血性脑卒中能否进行静脉溶栓治疗?

答：有的患者，睡觉前还很正常，睡醒后发现肢体瘫痪了，不知道什么时候发的病。有的老人自己在家，被家人发现的时候就已经脑卒中昏迷了，也不知道什么时候发的病。这样的患者经过特殊的影像检查筛选和医生的综合判断也是可以溶栓的。这样的患者可进行磁共振检查。头颅核磁 DWI 弥散加权像代表脑细胞处于细胞毒性水肿期，T2 高信号和 FLAIR 高信号均提示脑细胞处于血管源性水肿期，代表着血脑屏障的破坏，如患者仅有 DWI 显影，而 T2 和 FLAIR 像均未显影，还有可能进行静脉溶栓治疗。若患者 DWI、T2 和 FLAIR 像均显影，则说明缺血组织出现不可逆转的梗死，溶栓的获益不大。

47. 年龄大于 80 岁的急性缺血性脑卒中患者能否进行静脉溶栓治疗?

答：在发病 4.5h 内，年龄大于 80 岁的急性缺血性卒中患者是可以接受静脉溶栓治疗的，但年龄越大，出血风险越大。高龄依然是预后不良的因素，应权衡利弊，进行个体化治疗。

48. 短暂性脑缺血发作和小卒中患者能否进行静脉溶栓治疗?

答：短暂性脑缺血发作和小卒中虽然很轻，但是有进展的可能。有些短暂性脑缺血发作和小卒中可能会发展成严重的脑卒中。经过神经科医生的判断，可以选择对那些有可能致残的短暂性脑缺血发作和小卒中患者进行静脉溶栓。应和患者家属协商，权衡风险和获益的关系来综合确定。

49. 溶栓后临床症状加重的原因有哪些?

答：脑梗死本身因素：（1）栓子崩解；（2）溶栓后血管再闭塞；（3）内囊后肢病变；（4）大血管病变；（5）过度灌注脑水肿；（6）侧支循环差；（7）脑组织氧利用率低；（8）低灌注 / 栓子清除能力下降；（9）溶栓过程中斑块不稳定脱落后栓塞；（10）脑梗死出血转化；（11）不同部位脑梗死半暗带存活时间不同；（12）血管再通也不能挽救已经坏死的脑组织。

全身因素：（1）血压；（2）血糖；（3）冠心

病病史（心率快、心力衰竭、心肌梗死、心源性休克）；（4）心肝肾功能不全；（5）酸碱平衡失调；（6）大量吸烟、饮酒；（7）既往糖尿病、脑梗死病史；（8）老年人＞80岁，基础血管差，发病时间＞3小时；（9）发热；（10）危险因素≥3个；（11）输液反应/过敏反应。

50. 静脉溶栓有哪些药物？

答：常见的静脉溶栓药物有：

（1）重组组织型纤溶酶原激活剂，又叫阿替普酶(rt-PA)：是由人类黑色素瘤细胞表达的内源性t-PA的cDNA所合成的。对纤维蛋白具有特异性亲和力，可选择性地激活血凝块中的纤溶酶原，是特异性纤溶酶原激活剂。可用于急性心肌梗死和急性脑梗死的静脉溶栓治疗。

（2）尿激酶(Urokinase)：是从健康人尿液中

分离或从人肾组织培养中获得的一种酶蛋白，能够激活纤维蛋白表面的纤溶酶原，催化裂解纤溶酶原成纤溶酶，从而达到降解纤维蛋白凝块的目的。可用于急性心肌梗死和急性脑梗死的静脉溶栓治疗。

（3）重组人尿激酶原 (Recombinant Human Prouroki-nase, rhPro-UK)：是通过基因工程方法构建的中国仓鼠卵巢细胞 (CHO 细胞) 表达获得的。重组人尿激酶原是特异性的纤溶酶原激活剂，能够直接激活血栓表面的纤溶酶原转变为纤溶酶，从而特异性地溶解体内血栓。重组人尿激酶原是临床常用的治疗急性心肌梗死的特异性静脉溶栓药物。

51. 机械取栓治疗急性缺血性脑卒中有哪些优势?

答：机械取栓是一种手术治疗急性缺血性脑卒

中的方法。由于阻塞大血管的血栓不容易被溶栓药物溶开，而用取栓支架可以将堵塞大血管的血栓拉出来，能快速开通血管，还可使血栓破裂，增加溶栓药物接触面积，加速溶栓以达到及早恢复血流的目的，让患者尽快恢复。机械取栓治疗时间窗可延长至 24 小时。但机械取栓需要专门取栓设备。以下是机械取栓治疗缺血性脑卒中的适应证和禁忌证（内容来自《中国急性缺血性卒中早期血管内介入诊疗指南 2022》）：

适应证：（1）急性缺血性卒中，影像学检查证实为大动脉闭塞。（2）CT 排除颅内出血。（3）前循环闭塞发病时间在 6 小时以内；前循环闭塞发病时间为 6~24 小时，经过严格的影像学筛选后可推荐血管内治疗；后循环大血管闭塞发病时间在 24 小时以内，血管内治疗是可行的。（4）患者或法定代理人签署知情同意书。

禁忌证：（1）严重活动性出血或已知有明显出血倾向者。（2）严重心、肝、肾等脏器功能不全。

（3）结合患者病情资料及检查结果，预期生存期小于 90 天。同时，机械取栓手术有一定的风险，如血管夹层、血管痉挛、颅内出血、远端的血管栓塞等。除此之外，机械取栓手术的费用较一般内科治疗费用要高。

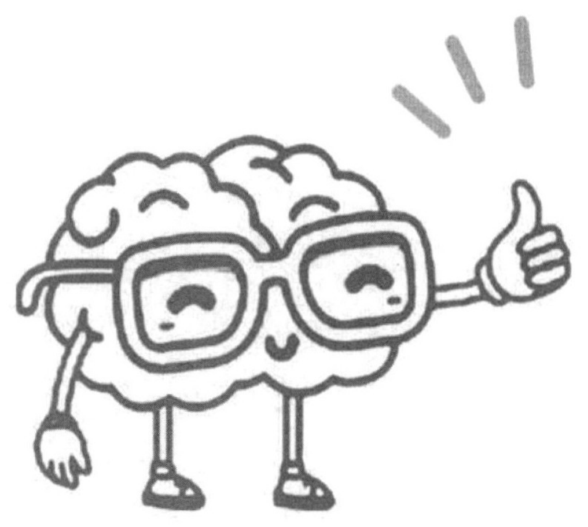

第 5 章

脑卒中的内科防治

52. 每年春秋季节定期输两次液是否会预防脑卒中?

答：很多老年人认为每年输两次液能够疏通血管，这样就能预防脑卒中。目前还没有科学研究来证明这种输液预防脑卒中的方法是有效的。另外，血管壁上的斑块输液是疏通不掉的。如果没有相关脑卒中症状，单靠短期输一两种药物是起不到预防作用的。及时治疗相关疾病（高血压、心脏病、糖尿病、高脂血、肥胖等）和改变不良生活方式（吸烟、酗酒、缺乏锻炼、不良饮食结构等）才是预防脑卒中的有效措施。

53. 如何使用阿司匹林来预防缺血性脑卒中复发?

答：经大量国内外临床研究证实，抗血小板聚集药物阿司匹林是防治脑卒中的有效药物，它使急性缺血性脑卒中的病死率、复发率显著下降。除非有阿司匹林抵抗或阿司匹林禁忌证如胃肠道急性溃疡、出血和对该药过敏，一般不用其他抗血小板聚集药物代替阿司匹林。然而，阿司匹林在我国心脑血管病患者中的预防使用率仅 14%。因此在缺血性脑卒中的二级预防及治疗中应规范使用阿司匹林，以使更多患者获益。

目前神经科门诊大部分的患者服用阿司匹林的治疗剂量偏低。有大规模临床试验研究证据表明用阿司匹林进行缺血性脑卒中二级预防的常规剂量为 75~150 毫克 / 天，需要长期服用。如果每天的治疗剂量低于 75 毫克，对于多数人不能达到有效的抗血小板聚集、预防血栓的目的；而每日剂量超过 150 毫克，可能会引起其他不良反应。那阿司匹林是早晨服用好还是晚上服用好呢？目前关于阿司匹林早晚服用效果和不良反应的对照研究，并无明确的定论。从阿司匹林的药物机理方面看，早晨或是晚间服用都可以。建议固定时间段服用药物，以免漏服。

54. 服用阿司匹林期间可否吃吃停停？

答：由于担心阿司匹林的不良反应，有些患者间断服用，这样做是错误的。高危患者服用阿司匹林来防治脑卒中是一个长期的过程。这与阿司匹林的作用机理有关：阿司匹林在体内的分解产物与血小板中的环氧化酶结合，抑制血小板聚集，发挥抗血栓的作用。但由于血小板在血循环中的寿命约为7 天，随着体内新生血小板的不断诞生，血小板的聚集功能会逐步恢复。因此只有每天坚持服用有效剂量的阿司匹林，才能抑制新生血小板的聚集功能，达到预防血栓的目的。

近年来国外的研究显示，脑卒中患者如果中断使用阿司匹林，在 1 个月内缺血性脑卒中的复发危险将会增加 3 倍以上。

55. 怎样选择治疗脑梗死的药物？

答：治疗脑梗死的药物选择首先要考虑药物的有效性和安全性。大量的临床研究证实，有效治疗急性期脑梗死的药物有：rt-PA、尿激酶、阿司匹林、氯吡格雷、丁苯酞等。中药制剂也可个体化遵医嘱选用。怀疑有中风者应立即到医院，在医生的指导下用药，不要轻易相信一些促销的保健品。

56. 脑卒中治好后是否容易复发?

答: 脑卒中的特点之一就是容易复发。据报道，约有 1/3 的脑血管病患者在 5 年内可能复发。而不同类型的脑血管病复发率也不相同，出血性脑血管病的复发率高于缺血性脑血管病。脑血管病复发率最高者为蛛网膜下腔出血，有人统计 80% 的患者 6 周内复发，其中多数在前 2 周内复发。脑血管病一旦复发，治疗更加困难。所以对脑血管病来说，应预防复发。

脑卒中第 1 次发病后，经过治疗临床症状得到了控制，但病因没有完全消除。引起脑血管病的常见危险因素是高血压、脑动脉硬化、心脏病、糖尿病、高脂血症等，这些多属慢性疾病。只有坚持长期治疗，控制病情进展，才有可能降低脑卒中复发风险。

总之，脑血管病的复发问题应予以高度重视。在恢复期除应积极采取各种康复措施外，还应注意治疗原发病，预防脑血管病的复发。

57. 脑血管狭窄如何治疗？

答：脑血管狭窄主要指脑动脉狭窄。由此造成的主要症状是脑供血不足。脑供血不足的表现，例如，头晕、头痛、耳鸣等。脑动脉狭窄的治疗方法主要分为两类：第一种方法是口服药物，也是目前常用的方法。可口服阿司匹林、氯吡格雷等抗血小板药物，同时口服他汀类药物抗动脉硬化。但是此类方法只能缓解、减轻脑动脉狭窄造成的症状，对于已经狭窄的动脉，并不能根治。此病关键是寻找脑动脉狭窄的原因，针对病因治疗。目前最为常见的原因是高血压、糖尿病和高脂血等慢性疾病。如患者有上述基础疾病，应严格进行治疗、控制。第二种方法则是在前述方法的基础上，针对狭窄严重的血管进行手术治疗，可做血管介入手术，放置特殊制造的血管内合金支架，撑开狭窄血管，如果是颈动脉狭窄，也可考虑做颈动脉内膜剥脱手术，切除颈动脉内的斑块。此类方法主要是针对狭窄严重的血管进行直接治疗，症状改善的效果较单纯药物治疗明显。

58. 脑出血急性期高血压如何处理?

答：脑出血通常因高血压、动脉硬化引起。发病时大多有体力活动或情绪激动，这时血压可骤然升高致使血管破裂。在脑出血急性期，降低血压是防止继续出血的重要措施。但快速降压势必会影响脑内的血流循环，加重脑水肿，使病情加重，故降压要缓慢，血压下降幅度不能太大。目前临床上认为，保持血压稳定是防止再出血和继发性脑水肿的关键；为维持脑灌注压水平，在脑水肿高峰期不宜过度降低血压。对血压异常升高者，可适度控制血压，但降压幅度不宜超过平均动脉压的20%。对于收缩压 150~220 毫米汞柱的患者，在没有急性降压禁忌证的情况下，可以在短期内降压至 130~140 毫米汞柱；对于收缩压＞220 毫米汞柱的脑出血患者，在密切监测血压的情况下，收缩压目标值为 160 毫米汞柱。

59. 高血压脑出血患者是否可以用止血药物?

答：高血压患者发生脑出血时，很自然想到止血治疗。然而，到目前为止，还没有临床研究证实止血治疗有效。但对病前曾接受溶栓和抗凝治疗、发病 24 小时内就诊的患者，可以考虑适当使用止血药物。另外，凝血指标异常，如凝血酶原时间延长者，则支持使用止血药物或者给予输血、冰冻血浆治疗。

60. 糖尿病患者合并脑卒中的危险性有多少？

答：目前，国际糖尿病联盟（IDF）的数据显示，2021 年中国的糖尿病患者人数已达 1.41 亿。糖尿病与脑卒中发生的风险呈正相关，是发生缺血性脑卒中的独立危险因素。糖尿病可使缺血性卒中的患病风险增加 2~5 倍。北京地区的一项调查显示，缺血性脑卒中患者伴 2 型糖尿病的比例为 28.4%，国外报道脑卒中患者伴糖尿病的比例为 15%~33%。有研究显示 13% 的 65 岁以上糖尿病患者并发脑卒中。对于已经发生过脑卒中的患者，糖尿病也是再发脑卒中的独立的预测因子。

61. 糖尿病患者合并脑卒中的发病特点是什么？

答：糖尿病是脑血管病的重要危险因素之一，糖尿病患者发生脑卒中的危险性明显高于一般人群。英国著名的 UKPDS 研究发现，2 型糖尿病患者糖化血红蛋白水平每增加 1%，发生脑卒中的风险增加 12%；而糖化血红蛋白水平每减少 1%，发生脑卒中的风险降低 12%。而且糖尿病患者发生脑卒中的年龄较非糖尿病患者年轻，这在缺血性脑卒中比出血性脑卒中更常见。在缺血性脑卒中、TIA 患者中，无论是急性期还是恢复期，糖代谢异常的发生率均明显高于一般人群，约半数以上的脑卒中患者存在糖代谢异常。糖尿病合并脑卒中以中、小程度梗死为多见，CT 检查可见多数病例为多发性腔隙性脑梗死。糖尿病也可以致患者出现严重的颈动脉粥样硬化，并引发颈动脉栓塞导致不可逆性脑损害。此外，糖尿病患者脑卒中易反复发作，且呈进行性加重，预后较差。

62. 糖尿病患者的血压应如何管理?

答：糖尿病合并高血压患者应严格控制血压在130/80 毫米汞柱以下，降压药物首先考虑使用血管紧张素转化酶抑制剂 (ACEI)、血管紧张素Ⅱ受体拮抗剂 (ARB)。这些药物对肾脏有保护作用，且有改善糖、脂代谢的益处。当需要联合用药时，应以 ACEI 或 ARB 为基础，亦可应用利尿剂、β 受体阻滞剂或钙离子拮抗剂 (CCB)。

63. 糖尿病患者合并脑卒中的预后如何?

答：脑卒中急性期高血糖既是机体严重应激反应的标志，也是脑卒中预后不良的独立危险因素。脑卒中患者入院时高血糖与其远期死亡率升高呈独立相关。与血糖正常的患者相比，合并糖代谢异常的脑卒中患者脑卒中后神经功能恢复更加缓慢，并发症更多，再发急性心脑血管意外风险更大。那些接受溶栓治疗的脑卒中患者中，无论是动脉溶栓还是静脉溶栓, 高血糖均与颅内出血发生率独立相关。糖尿病患者脑卒中死亡率增加 3 倍，死于脑血管并发症的概率较非糖尿病患者高 2~4 倍。在美国，三分之二的糖尿病患者死于心脑血管疾病。

64. 脑卒中患者的血糖应该怎样管理?

答：高血糖加重脑卒中后的脑损害。缺血性脑卒中 /TIA 的二级预防的血糖管理原则是：在避免低血糖的前提下，使血糖控制到接近正常水平，以减少微血管及大血管并发症。中华医学会糖尿病学分会（CDS）发布的《中国 2 型糖尿病防治指南（2020 版）》中推荐，对于非妊娠期成年 2 型糖尿病患者，糖化血红蛋白 (HbA1c) 控制目标为＜7%。在缺血性脑卒中 /TIA 一级预防中，控制血糖能减缓高血糖相关动脉粥样硬化的发展，降低心脑血管事件的发生风险。血糖控制目标应个体化，避免低血糖，对于糖尿病病史较长、有严重低血糖病史、预期寿命有限、已发生明显微血管或大血管并发症并伴有多种疾病的患者，应采取相对宽松的降糖治疗策略与目标值，可考虑将目标 HbA1c 水平提高到 8%。

65. 发生脑卒中后，糖尿病患者应该如何预防脑卒中再次发生？

答：（1）生活方式改变：这些改变包括限盐、戒烟、减轻体重、多摄入低糖水果、蔬菜和低脂肪食品、规律的有氧身体活动以及限制酒精摄入。

（2）抗栓治疗：非心源性缺血性脑卒中或 TIA 患者，推荐使用抗血小板治疗而非口服抗凝药，以降低脑卒中复发率及其他心血管事件风险。阿司匹林单药治疗、氯吡格雷单药治疗，或者阿司匹林和氯吡格雷双重抗血小板治疗，均是初始治疗的可选方案。选择抗血小板药物应当个体化，应综合患者的危险因素、经济情况、耐受性及其他临床特征作出选择。对于未接受静脉溶栓治疗的轻型脑卒中患者，在发病24小时内应尽早启动双重抗血小板治疗（阿司匹林和氯吡格雷）并维持21天，但需要密切观察出血风险。对于对阿司匹林过敏或者作用不佳的患者，可以使用氯吡格雷。但如果脑梗死或TIA是房颤所致，二级预防就应该首选抗凝治疗而不是抗血小板治疗。

（3）降压治疗：绝对的目标血压水平和降低程度不确定，应当个体化。但血压平均降低大约10/5毫米汞柱可以获益。建议的降压目标是小于130/80毫米汞柱。

（4）调脂治疗：缺血性脑卒中或TIA患者，如有动脉粥样硬化证据、低密度脂蛋白(LDL-C) ≥ 100毫克 / 分升 (2.6毫摩尔 / 升)，推荐用强化降脂效果的他汀治疗以减少脑卒中的发生。伴有动脉粥样硬化的缺血性脑卒中或TIA患者，如有冠心病史，将LDL-C降幅≥ 50%或将目标LDL-C水平设定为＜ 70毫克 / 分升 (1.8毫摩尔 / 升)，以取得最大获益。

（5）降血糖治疗：根据糖尿病治疗指南进行诊治。在避免低血糖的前提下，使血糖控制到接近正常水平。

糖尿病患者全面控制以上各项危险因素，方能更好地预防脑卒中复发。

66. 脑卒中患者的血压是否降得越低越好?

答：一些高血压患者在得知血压高后，往往很着急，希望能很快将血压降下来，这种想法是错误的。血压降得过快过低会使人感到头晕、乏力。合并高血压的脑卒中患者，应该在不同的病程采用不同的降压策略，譬如在脑梗死急性期应将血压保持在较高水平，急性期后缓慢降压以逐步达标。一般来说，单纯高血压患者应将血压控制在低于 140/90 毫米汞柱，合并糖尿病和肾脏病的患者降压目标以低于 130/80 毫米汞柱为宜。但对于合并脑血管狭窄的高血压患者，为保持充足的脑部供血，血压控制不宜过低。脑血管狭窄程度较重时，如果将血压降得过低，会使本来就已处于缺血状态的大脑进一步加重缺血，发生脑梗死。所以对高血压的治疗应根据患者的实际情况将血压控制在合理的水平。

67. 降压药是否可在血压高时服用、血压正常时就可停药?

答：很多患者在服用降压药治疗一段时间后，血压降到正常就停药。停药后血压又升高，于是再使用药物降压。这种间断和无规律的治疗不但造成血压较大幅度的波动，而且加重了动脉硬化和对心脏、脑、肾脏等器官的损害。正确的服药方法是血压降到目标范围后，在医生的指导下坚持服药，保持平稳的血压达标状态。

68. 脑卒中后头晕、头痛、失眠及认知功能障碍如何治疗？

答：头晕、头痛作为脑卒中常见的后遗症之一，后循环脑卒中患者常遗留有头晕、头痛等不适症状。约 1/3 的脑卒中患者有脑卒中后认知功能障碍，生活质量及生存时间受到严重影响。多奈哌齐、美金刚可改善患者的认知功能和日常生活能力。睡眠障碍是脑卒中后最常见的并发症之一，约 60% 急性脑卒中伴失眠，苯二氮䓬类药物及抗焦虑抑郁药物可以改善症状。中药养血清脑颗粒、清脑复神液等能改善脑卒中后头晕头痛、失眠多梦及认知功能障碍。

69. 脑卒中患者服中药要注意什么?

答：从预防和治疗角度来讲，中药煎剂长期服用不太方便，但可以使用一些中成药制剂，不过，服用这些中成药有个原则，应在中医的辨证指导下服用，根据患者体质情况有针对性地长期服用，必要时还要配合一些调补之品，如益气、滋阴、温阳、养血类成药或口服液，这样才有益于疾病的治疗。

不要迷信特效药。不少脑血管病患者及其家属片面地追求治疗疾病的特效药，而治疗脑血管病的特效药是不存在的。对脑血管病而言，由于它是在高血压、高脂血症等疾病基础上发生的，而治疗这些原发病需要一个漫长的过程。因此，治疗脑血管病要有耐心，必须在控制原发病的基础上才能有效防治脑血管病，不能盲目地相信任何所谓的特效药。

70. 脑卒中患者应如何合理选用中成药?

答：中医治疗中风有几千年的历史，积累了丰富的临床经验，流传下来许多经典的名方，其剂型主要以汤剂和传统的丸剂、散剂为主。新中国成立以来，在继承传统名方的基础上，开发出了应用方便、质量稳定、疗效可靠的中成药，目前中成药已广泛应用于中医药防治中风的临床实践中。

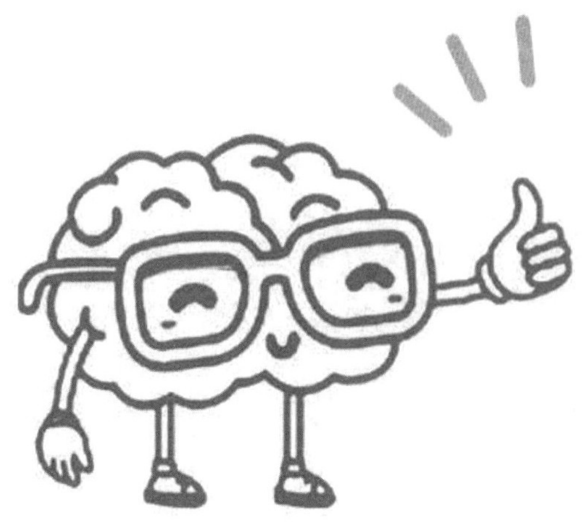

第 6 章

脑卒中外科干预及介入治疗

71. 什么是颈动脉内膜剥脱术(CEA)？

答：颈动脉内膜剥脱术 (简称 CEA) 是由外科医生将堵塞在颈动脉内的动脉粥样硬化斑块去除的外科操作过程。CEA 可以解除颈动脉斑块造成的狭窄，改善或恢复缺血区域脑组织的血流，消除颈动脉来源的栓子，预防由斑块脱落引起的脑卒中，起到预防脑卒中或缓解脑缺血症状的作用。

具体来说，颈动脉内膜剥脱术是切除增厚的颈动脉内膜粥样硬化斑块，恢复大脑血供。该手术比较成熟，开展至今已有 60 多年历史。国际上已有多项研究证实了颈动脉内膜剥脱术的有效性，为治疗重度颈动脉狭窄的首选技术。

72. 哪些人适合接受颈动脉内膜剥脱术?

答：已经发生脑卒中的患者，或是有短暂性脑缺血发作 (TIA)，如持续时间很短的、突然的失语、感觉及运动障碍、黑蒙等，同时发现相关的颈动脉狭窄＞ 50%，或还没有出现任何脑卒中症状的患者，如果检查发现有一根或多根颈动脉狭窄在 70%~99%，就适合接受颈动脉内膜剥脱术。

73. 发生脑卒中并有一定后遗症的患者，若接受颈动脉内膜剥脱术，病情有缓解的可能吗？

答：颈动脉内膜剥脱术主要是预防性手术，是为了预防新的脑卒中的发生。手术不能治疗发生脑卒中下肢体瘫痪、言语困难等后遗症。但是，因为颈动脉狭窄造成的发作性的头晕、黑蒙、一侧肢体无力等症状，在手术后能得到有效治疗。

74. 颈动脉内膜剥脱术安全吗？

答：同任何手术一样，颈动脉内膜剥脱术也会有一定的风险，因人而异。但是随着技术的进步以及医生水平的提高，已经可以将手术的风险控制得很小，因此是相对安全的。目前，按照国际标准，颈动脉内膜剥脱术术后死亡率须控制在＜ 2%，围手术期脑卒中发生率对于已发生卒中的患者须控制在＜ 6%，对于无症状患者则须控制在＜ 3%。

75. 接受颈动脉内膜剥脱术后是否可保证今后不再得脑卒中了？

答：不能保证！颈动脉内膜剥脱术只是切除了可能会脱落导致脑卒中的动脉粥样硬化斑块，同时也解除狭窄而改善了脑的血供，起到了预防脑卒中的作用，降低了发生脑卒中的风险。但实际上，脑卒中的发生有很多原因, 比如心脏病引起的脑卒中、其他血管硬化造成的脑卒中仍旧有发生的可能。所以，建议患者定期体检，控制好各种危险因素，患脑卒中的概率才会大大降低。

76. 什么是颈动脉支架血管成形术(CAS)？

答：颈动脉支架血管成形术，是近十年来开展的一种新的微创性、低侵入性介入治疗，手术成效高且施行简易。手术操作时在患者的股动脉做一个穿刺小孔，将保护装置透过导管送至颈部动脉，再置放支架，即可将已呈现硬化、狭窄的颈动脉部位撑开。整个手术耗时不长，成功率超过98%，能有效降低因颈动脉狭窄导致缺血性脑卒中的概率，为颈动脉内膜剥脱术的补充措施。颈动脉支架血管成形术住院时间短，对于不适合大型外科手术的患者尤其适用。

77. 颈动脉内膜剥脱术 (CEA) 和颈动脉支架血管成形术 (CAS) 哪种更好?

答：颈动脉内膜剥脱术和颈动脉支架血管成形术都是恢复颈动脉血流的很好方法，两者各有适应证。一般来说，当狭窄病变位于颈部手术可及的部位时，首选颈动脉内膜剥脱手术。如果出现如下情况，应考虑采取颈动脉支架血管成形术：

（1）当狭窄病变位于颈部较高位置。

（2）狭窄病变位于颅内段，手术无法到达。

（3）病变位于手术可及的区域，但患者合并有严重的临床状况，不能耐受手术。

（4）出现颈动脉内膜剥脱术后再狭窄。

无论是颈动脉内膜剥脱术，还是颈动脉支架血管成形术，外科手术长期疗效的维持，离不开内科药物治疗，尤其是口服抗血小板药物和他汀类药物。常用的抗血小板药物为阿司匹林和氯吡格雷。无论是颈动脉内膜剥脱术还是颈动脉支架血管成形术，术后的用药需根据具体情况遵医嘱服用。

78. 什么是脑血管搭桥手术？

答：脑血管搭桥手术是神经外科医生在显微镜下把颅外的血管，连接到颅内的血管上，重建血运通路，从而改善颅内脑缺血的症状，预防脑卒中的发生。当前，最常用的是颞浅动脉—大脑中动脉吻合术。这种手术是先在颅骨上开一个骨窗，在显微镜下用非常细的缝线，将直径仅有几毫米的颅内、颅外血管缝合，接通血管，使得颅外血管里的血液，可以通过这条途径流入脑内，使缺血区的血液循环得到改善，避免发生脑梗死，达到恢复脑功能的目的。颅内的血管重度狭窄或闭塞，以及烟雾病患者通常需要做血管搭桥手术。

79. 什么是脑动静脉畸形，当前诊疗方法有哪些？

答：脑动静脉畸形是脑血管畸形中最多见的一种。常表现为癫痫发作、脑出血，可有肢体瘫痪，严重者可致死。要明确脑动静脉畸形的存在，主要是先行脑 CT 或核磁共振扫描做出初步诊断，最终由全脑血管造影确定诊断。当前治疗手段包括开颅手术切除脑动脉畸形、血管内栓塞介入治疗及立体定向放射治疗，这 3 种方法可单独使用，也可联合应用。开颅手术切除脑动静脉畸形因其疗效迅速、治愈率较高，是本病最理想的治疗手段。血管内栓塞疗法是用很细的导管在辨认出供血动脉后，注射胶水样的物质进到动静脉畸形里面。血管内栓塞疗法，常被用来作为在进行手术切除或立体定位放射手术前，减少动静脉畸形体积的方法。立体定向放射治疗的主要优势在于非侵入性, 无开颅手术风险。此外，放射治疗可用于开颅手术不能安全接近的一些区域。放射治疗也可以用于在部分外科切除后或血管内栓塞疗法以后持续存在的残余动静脉畸形。

80. 什么是自发性蛛网膜下腔出血和脑动脉瘤？当前诊疗方法有哪些？

答：自发性蛛网膜下腔出血，是由于多种原因引起的脑血管突然破裂，血液进入颅内蛛网膜下腔所引起的临床综合征。其中 80% 的病因为脑动脉瘤破裂。脑动脉瘤为血管壁局部薄弱而产生的瘤样突起，就像是在脑血管壁上吹起的一个气球。当脑血管收缩，或动脉瘤体内血液充盈到极限时，就会导致瘤体破裂，引起蛛网膜下腔出血。诊断方法包括头颅 CTA、MRA 以及脑血管造影。颅内动脉瘤外科治疗方法主要包括开颅夹闭术和介入栓塞术。颅内动脉瘤夹闭术是最常用的治疗方法，已经有很长的历史，针对大多数动脉瘤术后效果较好。动脉瘤夹是钛合金材料所制，可不受 MRI、机场安检设备及金属探测器等设备影响。介入栓塞治疗动脉瘤，是用很细的导管通过股动脉到脑内动脉再到动脉瘤，然后用弹簧圈填塞动脉瘤，或用支架辅助弹簧圈填塞。术后需定期随访，评定栓塞的效果。

81. 什么是脑出血，当前诊疗方法有哪些?

答：脑出血又称脑溢血，是指非外伤性脑实质内的自发性出血。其病因多样，绝大多数是由于高血压引起小动脉硬化，从而导致血管破裂引起，故有人也称高血压性脑出血。脑出血与高血压的关系密切，脑出血为中老年人常见的急性脑卒中，病死率和致残率很高，是我国脑卒中中死亡率最高的临床类型。诊断方法依据临床症状、体征以及头颅CT。治疗包括内科对症治疗和外科手术治疗。外科治疗首先是尽快清除血肿、降低颅内压、挽救生命，其次是尽可能早期减少血肿对周围脑组织的压迫，降低致残率。主要采用的方法有以下几种：去骨瓣减压术、小骨窗开颅血肿清除术、钻孔穿刺血肿碎吸术、内窥镜血肿清除术、微创血肿清除术和脑室穿刺引流术等。

第 7 章

脑卒中的康复和护理

82. 脑卒中患者为什么需要康复治疗？

答：脑卒中患者的各种后遗症和功能障碍，包括肢体活动不利、感觉麻木、言语不清、吞咽困难、大小便失禁等，导致患者生活不能自理，甚至长期卧床。临床急救治疗主要在于挽救患者生命和减少并发症，而这些后遗症的处理则需要及时的康复治疗。康复治疗就是综合应用各种康复治疗技术，最大限度地改善患者的功能，从而提高患者的自理能力（包括独立穿衣、吃饭、洗漱、步行等），改善患者的生活质量，使患者可以回归家庭和社会。

83. 脑卒中康复治疗有哪些方法?

答：脑卒中康复治疗方法包括康复医疗处置、物理疗法、作业疗法、言语治疗、心理治疗、矫形器治疗、中医传统治疗以及康复护理等。其中康复医疗处置主要是处理脑卒中患者的各种临床问题。物理疗法强调通过反复运动训练改善患者的活动能力，使患者能够独立翻身、坐起、站立和行走等，也包括电疗、光疗、磁疗、水疗等。作业疗法则着重于训练患者独立完成穿衣、吃饭、洗漱等日常活动，提高患者生活自理能力。言语治疗可以提高患者语言和非语言表达能力。心理治疗是对脑卒中继发抑郁或焦虑的患者进行心理疏导及药物治疗。矫形器治疗是指当患者出现足下垂及内翻等情况很难自身纠正时，可配置矫形器帮助患者提高生活能力。中医传统治疗对脑卒中患者的功能恢复也有一定帮助，例如针刺在脑卒中弛缓性瘫痪期能加速肢体功能的恢复，提高运动功能。而对于肢体严重痉挛的患者则可以给予按摩等康复护理，以缓解疲劳，降低肌张力。

84. 脑卒中患者应何时进行康复治疗？

答：脑卒中患者长时间卧床可以导致肌肉萎缩、关节挛缩变形、骨质疏松、皮肤破损等一系列问题。因此脑卒中康复治疗一定要尽早进行，患者只要生命体征平稳就可以进行康复治疗。早期的康复治疗以良肢位摆放、关节被动活动、早期床边坐位训练等为主，有助于患者的神经功能恢复，避免过分卧床的不利影响。脑卒中后康复治疗的最佳时间是在发病后 3 个月以内，如果超过 1 年再进行康复治疗，各种功能恢复的效率将有所降低。

85. 何时进行步行康复训练，是不是越早越好？

答：恢复步行能力是绝大多数脑卒中患者最迫切的需求。大部分脑卒中患者可以恢复步行能力，但是脑卒中患者的步行训练并不是越早越好，如站不稳时就急于行走容易形成异常步态，常见的有患侧下肢僵直呈“划圈样”步态。异常步态一旦形成往往难以矫正，此外也容易发生跌倒等意外，加重患者的损伤。因此，脑卒中患者必须在经过前期的康复训练且具备以下条件后才能进行步行训练：（1）能完全站稳，能控制好身体的重心而不跌倒。（2）患侧下肢具备足够的负重能力，能独立支撑约 3/4 的体重。（3）患侧下肢能主动屈曲和伸展髋、膝关节。

86. 如何选择手杖及进行持杖步行?

答：很多脑卒中患者由于功能受限，或是为了增加步行稳定性和安全性，需要借助手杖。首先要选择合适的手杖，一般要求手杖的长度约等于地面到患者股骨大转子（髋关节外侧皮肤凹陷处）的高度，并且在肘关节屈曲 20°下由健侧手持手杖，手杖脚应位于距离足尖前外方 15 厘米左右。如果患者持普通手杖步行时仍感觉不稳定，可以选用四脚手杖。持杖步行多采用“三点步行法”，首先是健侧手持手杖点出，而后患侧腿迈出，最后是健侧腿迈出。也可以采用“两点步行法”，先是手杖和患侧下肢同时向前迈出，然后再迈出健侧下肢。与“三点步行法”相比，这样步行速度较快，但稳定性稍差。患者需根据自身情况进行选择，避免操之过急。

87. 如何处理脑卒中后的痉挛问题?

答：痉挛指的是肌肉张力过大，呈不自主地强烈收缩。严重的可导致关节挛缩变形，使得原来可恢复步行的患者，也因明显的关节变形或活动受限而不能步行，严重影响患者的日常生活。痉挛的康复治疗方法有很多种，最常用的是牵伸治疗、抗痉挛体位的摆放、关节活动度训练等，还可以通过对与痉挛肌作用相反的肌群进行电刺激来抑制痉挛。对痉挛引起的关节挛缩变形，可加用矫形器将痉挛肢体固定于正常位置来纠正。而对于手法牵伸不能纠正的严重肌痉挛可采用神经阻滞治疗。对广泛痉挛性肌张力增大患者，可在医生的指导下口服解痉药物治疗。

88. 脑卒中患者出现吞咽困难怎么办？

答：脑卒中患者常出现吞咽障碍。主要表现为进食困难、反复呛咳及容易误吸，可继发吸入性肺炎和营养不良等问题。吞咽障碍患者的日常生活护理非常重要，对于吞咽障碍患者首先要调整食物形态，以稠厚的流质食物为主。饮水最容易引起呛咳。进食时宜采用半卧位、颈部向前屈的姿势，这样既可以利用重力使食物容易吞咽，又可减少误吸。每口食物量要从少量开始，逐步增加，寻找合适的“一口量”。进食速度应适当放慢，出现食物残留口腔、咽部而不能完全吞咽的情况时，应停止喂食，并让患者重复多次做吞咽动作或配合给予一些流质食物来促进残留食物吞入。吞咽障碍严重的患者应及时到医院康复医学科就诊，进行吞咽功能评估如洼田饮水试验，以判断是否需要给予保留鼻饲管进食，同时进行吞咽训练及吞咽物理治疗等专科治疗。

89. 脑卒中吞咽障碍的患者经口进食的注意事项有哪些？

答：吞咽困难是脑卒中患者常见的临床表现。掌握正确的经口进食方法，可以预防误吸的发生，降低肺部感染的发生率。吞咽困难的患者经口进食的注意事项有以下几点：

（1）选择软饭或半流食，一般认为脑卒中患者最容易吞咽的是泥状食物。如果患者对稀、稠的液体均有误吸，不宜采用黏稠的食物。

（2）吃饭时保持端坐位，头稍前倾的姿势；或采用 30°仰卧位，头前屈，偏瘫侧肩部垫起；如果患者不能坐起，采用健侧卧位，即偏瘫肢体在上，健康肢体在下的侧卧体位。

（3）给患者提供充足的进餐时间：吃饭速度慢，液体和固体交替，充分咀嚼。

（4）把食物放在口腔健侧的后部。

（5）喂药时把药片研碎制成糊状。

（6）鼓励患者少量多餐，进餐时注意力要集中。

（7）如有食物滞留，鼓励患者把头转向健侧，并控制舌头向麻痹的一侧清除残留的食物。

（8）有条件时可在床旁备吸引器，以备误吸时抢救。

（9）保持口腔清洁，必要时做口腔护理。

（10）如患者进食过程出现明显呛咳或有严重吞咽障碍，应送至医院检查，必要时下胃管给予鼻饲。

90. 脑卒中患者出现抑郁、焦虑等情绪问题时该怎么办？

答：脑卒中患者由于脑部受损及其继发的功能障碍，容易出现情绪障碍，最常见的包括抑郁、焦虑等问题。首先，要针对患者脑卒中后的各种后遗症及早进行综合的康复治疗，以改善患者的活动能力，尽可能实现生活自理，增强患者的自信心，保障其生活质量。其次，患者的家属和朋友要充分关注患者的心理状态并适时给予心理疏导，鼓励患者积极进行康复训练。通过抑郁量表或焦虑量表等工具进行心理评定，根据评定结果，严重者需在医生指导下加用抗抑郁和抗焦虑等药物治疗。

91. 脑卒中后如何开展认知康复治疗？

答：针对脑卒中后认知障碍，应提倡及早筛查发现、及时综合干预。认知康复训练对减轻认知障碍症状及延缓症状的进展具有重要的作用。传统的认知康复治疗包括：注意力训练、记忆训练、计算力训练、思维训练和知觉障碍训练等。除传统认知训练外，近年国内专家团队基于认知神经科学、脑成像大数据与人工智能算法，创建了基于神经环路的针对脑卒中个体化、自适应、医院—居家有效联动使用的如“六六脑”和“重塑康复”等认知康复软硬件系统，开创了认知障碍医疗干预与服务的新模式。通过这些系统，可以有效激活患者与认知相关的大脑皮质，强化认知神经环路，改善认知功能。这种以软件（数字、数据）为主的非药物疗法起到类似药物的作用，国际上称之为“数字药”或者“数字疗法”。

92. 脑卒中恢复期患者饮食宜忌如何？

答：中风患者饮食宜营养丰富，但须清淡，避免肥甘油腻及刺激性食物，多食水果，防止便秘。根据中医食疗经验，在中风恢复期间的饮食有如下宜忌：阳虚或寒证的患者，宜食甘温食物，如荞面、胡萝卜等，禁用生冷寒凉食物；阴虚或热症的患者，宜食甘凉食物，如绿豆、小米等，多食白菜、黄瓜等蔬菜，禁用辛辣温热性质的食物；发热患者，宜食清淡、易消化的食物，忌辛辣、油腻食物；便秘者，宜食高纤维素食物，如蔬菜、水果等；注意定时定量，少食多餐，忌肥甘甜腻、辛辣之品；有腹泻者应忌食生冷瓜果与蔬菜，痢疾后忌食生冷、瓜果、动物血等；伴有胃病者应忌食碍胃之品，如不易消化的肥肉类、鱼类、蔬菜及刺激性食物等；高脂血症者忌食动物内脏，少食花生等油脂多、胆固醇高的食物，戒烟酒；高血压患者宜低盐低脂饮食，应多吃富含钾和钙的食物，如鱼、牛奶、西瓜、柑橘、菇类、海产品等。

93. 如何做到安全用药？

答：脑卒中患者往往要长期服药，保障用药安全至关重要。

（1）在服用药品时应注意：

①按医生处方或药品说明书所规定的时间间隔服药，不要随意延长或缩短服药时间。

②按医生处方或药品说明书所规定的药量服药。药量不够达不到预期效果，药量过大会引起不良反应甚至危及生命。

③服药期间，在定期复查观察疗效的基础上，还要注意不良反应等异常变化，一旦出现应及时就诊，由医生确定是否与服用药物有关。

④不要擅自调药。

（2）在保存药品时应注意：

①把药放到儿童不易接触到的地方。

②过期、变色、变质的药品要扔掉，避免服用。

③药品要与药瓶或药袋上的药名相符，不可错放。

④内服药和外用药要做好标记并分开存放，保管好药品说明书，以备查阅。

⑤需要冷藏、避光、防潮的药品，要存放在符合保存条件的环境中。

（3）同时要明确服药时间（具体以药品说明为准）：

①饭前：饭前半小时至 1 小时服用。

②饭后：饭后半小时至 1 小时服用。

③饭中：进餐过程中服用。

④空腹：饭前 1 小时或饭后 2 小时服用。

⑤睡前：睡前半小时服用。

⑥ 1 天 2 次：早上、晚上或根据病情下午服用。

⑦ 1 天 3 次：每隔 8 小时服药 1 次或遵医嘱、三餐前服用。

94. 使用弹力袜有何注意事项?

答：患者早期出现瘫痪卧床时，为预防下肢静脉血栓形成，患者可使用弹力袜加以预防，应该按照以下方法穿着：

（1）早上起床时是穿医用弹力袜的最佳时间，因为腿部血管系统处于启动最大功能的状态，肿胀还没有发生。若已起床，则应让患者重新卧床，抬高患肢高于心脏水平，持续 10 分钟后再穿。

（2）穿袜前，患者的腿要保持干燥；将指甲修剪平整，防止钩挂脱丝；干燥季节要预防脚后跟皲裂，避免刮伤袜子；为患者穿弹力袜时戴上橡皮手套更好，此外还要保持床单整洁，防止杂物造成袜子不必要的磨损，导致压力下降。

（3）穿弹力袜时，袜跟一定要置于正确的位置，必须保证弹力袜平整无褶皱。

（4）偏瘫患者感觉迟钝，使用弹力袜时一定要密切观察和记录患者腿部的血运情况（皮肤的温度、颜色、足背动脉的搏动等）、粗细、患者的感觉、肌力、患者对治疗的忍耐度，发现异常及时就诊。

（5）每晚睡前应去除弹力袜。最好两只弹力袜轮流穿，以保持其弹力，保证良好的治疗效果，延长使用寿命。

（6）清洗弹力袜时用中性肥皂或丝毛净轻柔手洗，勿用力拧绞或洗衣机洗涤，水温应低于 40℃，将水挤去而非拧干，平摊在毛巾上自然晾干，不能烘烤和在阳光下曝晒。

（7）在使用弹力袜过程中，应劝告患者戒烟、减肥、避免寒冷和情绪波动，每 2 小时协助患者翻身 1 次。

95. 脑卒中卧床患者如何预防便秘发生？

答：便秘是脑卒中卧床患者常见并发症之一，可采取以下方法加以预防：

（1）注意饮食调整：脑卒中患者一旦经口进食，最好选择高纤维素食品等能增加粪便体积的食物，增加水分的摄入防止粪便干燥，尽量保持大便呈软便。

（2）养成良好的习惯。

①养成定时排便的习惯，排便时间最好在早晨起床之后，或早餐后 20 分钟，即使此时没有便

意，也最好解（排）一次大便，促进正常排便反射的形成。

②排便时最好精神集中，环境安静没有干扰。

③不要用力排便。

④可利用胃结肠反射选择餐后排便。

⑤如发生大便秘结，可用手辅助患者排便。

（3）可在上述措施的基础上辅助应用治疗便秘的药物或灌肠。

96. 脑卒中患者出现便秘应如何处理？

答：由于大便秘结而过分用力排便，可使腹腔压力升高，心脏收缩加强，血压升高，容易诱发脑卒中，因此便秘必须给予及时处理。

（1）嘱患者不可过分用力排便。

（2）按顺时针方向（由右下腹、向上、再向左、再向下至左下腹）按摩腹部，促进肠蠕动。

（3）每日饮白开水2000~2500毫升（有严重心脏病的患者不宜过量进水，避免增加心脏负荷）。

（4）指导患者食用含纤维素多的食物，如芹菜、韭菜、菠菜、粗粮、豆类、谷类、新鲜蔬菜水果类等，可促进肠蠕动，预防大便干燥。

（5）遵医嘱口服通便药物或使用开塞露。

（6）对于干硬的大便，在充分润滑的基础上，可戴上手套用手指或小勺将大便掏出。

（7）用温热水擦洗肛周皮肤，促进收缩。

97. 脑卒中卧床患者如何预防褥疮?

答：褥疮是重症脑卒中患者常见的并发症之一，特别是长期卧床患者更容易发生。采取适当的方法可以预防褥疮的发生，具体有:

（1）定时变换体位，每 1~2 小时翻身 1 次，骨隆突处垫软枕。

（2）如有大小便失禁、呕吐及出汗情况应及时将皮肤擦干，保持皮肤干燥，及时更换衣服、床单、褥子并保持平整舒适。

（3）更换体位及取放便盆动作应轻柔，避免拖拽损伤皮肤。

（4）翻身时观察皮肤情况，检查有无异物压在身下。

（5）饮食应注意加强营养，增加皮肤抵抗力。

（6）必要时可使用气垫床，减少患者皮肤受压。

98. 脑卒中患者突然出现呃逆应如何处理？

答：治疗呃逆的一般疗法：

（1）屏气法：深吸一口气，憋气片刻，再用力呼出，反复做数次。

（2）鼻导管反复刺激咽部法：即可通过鼻腔插入 8~12 厘米长的软导管，刺激鼻咽部，至少 20 分钟，以阻断呃逆反射环，终止呃逆。

（3）按压双眼球法：患者闭目，术者将双手拇指置于患者双侧眼球上，按顺时针方向适度揉压眼球上部，直到呃逆停止。但青光眼、高度近视患者忌用，心脏病患者慎用。

（4）按压眶上神经法：患者平卧位或坐位，术者用双手拇指按压患者双侧眼眶上，相当于眶上神经处，以能忍受为度，双手拇指交替旋转 2~4 分钟，并嘱患者有节奏地屏气。

（5）牵舌法：患者取仰卧位或半卧位，张口，伸舌，术者用消毒纱布裹住舌体前 1/3~1/2 部分，轻轻向外牵拉，以患者稍有痛感为度，持续 30 秒左右后松手使舌体复位。此法可重复操作。

（6）足部疗法：方法是嘱患者用手指稍加压

力揉搓足底(位于涌泉穴内下旁开 1 寸处)，直至呃逆停止。

（7）可用压舌板或吃饭用的小勺按压舌根部，出现干呕，利用咽反射的作用可立即暂时停止呃逆。

（8）喷嚏法：打喷嚏可终止呃逆。

（9）对于轻型患者，有时通过快饮一杯水或咽干食物、冰块等方法可终止呃逆发作。

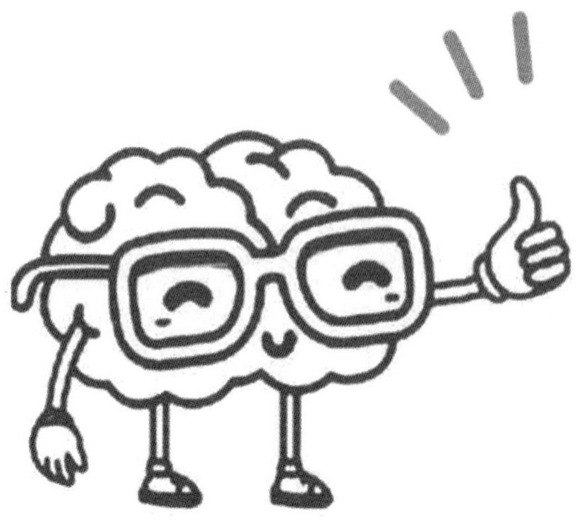

第 8 章

脑卒中的健康管理

99. 脑卒中健康管理的核心内容是什么?

答:(1)健康监测:通过系统地、连续地收集与健康状况和影响健康状况相关的各种资料,经过归纳、整理、分析,产生与健康有关的信息,了解存在的潜在健康问题。

(2)健康风险因素评估和分析:根据健康监测所收集产生的健康信息,对个体或群体的健康状况及未来患病或死亡的危险性,用各种健康风险评估工具进行定性或定量评估,系统分析其所处健康状态及在未来患慢性病的危险程度、发展趋势及相关的危险因素,为干预管理和干预效果评价提供依据。

(3)制订个体化的健康管理计划进行健康指导:帮助被管理者认识到自身存在的健康风险,指出消除或减轻影响健康的危险因素的行动方向。

（4）健康危险因素干预：应用临床医学、预防医学、行为医学、心理学、营养学和其他与健康相关学科的理论和方法对个体或群体的健康危险因素进行控制和处理。

100. 脑卒中高危人群的健康管理流程是什么？

答：（1）流程主要包括：信息采集、系统评估、制订管理目标、制订管理方案、监督实施五个环节。

（2）对脑卒中高危人群进行管理，首先进行健康宣教，然后综合控制高危人群存在的各种危险因素，包括临床治 疗和生活方式干预。

（3）预防脑卒中。通过筛查检出脑卒中高危人群，经过对高危人群的管理，综合控制危险因素，最终达到预防脑卒中发生的目的。

101. 脑卒中患者疾病管理流程是什么？

答：流程主要包括：信息采集、系统评估、制定管理目标、制订管理方案、监督实施五个环节。

（1）据脑卒中临床诊断标准采集信息：

①已经患有脑卒中，是否遗留有偏瘫、言语不清。

②是否有脑卒中住院病史，有明确的病历记载。

③是否有短暂性脑缺血发作 (TIA)——发作时有一过性肢体偏瘫或麻木，有一过性言语不清或构音障碍。

④ CT 或者 MRI 片上是否可以看到明确的梗死病灶。

（2）评估脑卒中患者的病情。包括：对病情轻重的评估，对脑卒中后遗症程度、生活自理能力及心理状态的评估。

（3）制定管理目标：

①短期管理目标，以 1 个月为标准设定短期目标。

②长期管理目标，设定半年或 1 年的长期管理目标。

（4）制订疾病管理计划，以达到改善病情、控制危险因素、预防并发症的目的。同时进行临床疾病治疗和生活方式改善。

（5）监督实施预防脑卒中再次发作。

102. 脑卒中高危人群运动处方的制定原则有哪些?

答：通过询问患者既往病史，进行体格检查，特别是心脑血管系统的检查以及运动心肺功能评定等，了解个体在运动时的心电及血流动力学的参数，然后，根据其具体情况，由专业医务人员制定一个有针对性的运动处方。具体内容：

（1）运动类型确定：如耐力运动、灵活性运动、力量练习。

（2）运动强度：理想的控制运动强度的指标为摄氧量或者代谢当量，亦可通过心率规定运动的强度，方法简单易行；还可通过运动时的自觉疲劳程度来掌控运动强度。

（3）运动持续时间：一般要求每次运动的时间为 30~60 分钟，可间断完成。

（4）运动频度要求：运动频度至少每周 3 次。

（5）运动方案的进展包括：开始阶段、改善阶段、维持阶段。

103. 脑卒中高危人群运动的注意事项有哪些？

答：（1）运动时要循序渐进，持之以恒。

（2）每次运动前要有准备活动，运动后要有整理活动。避免运动突然开始，突然停止。

（3）如果气候异常，应尽量避免室外运动，并适当减少当日的活动量。

（4）如果身体状况欠佳，如感冒或有明显的疲劳感等，应暂停运动，不应勉强进行。要在症状和体征消失两天以上才能恢复运动。

（5）如果在运动过程中出现胸闷、胸痛、憋气、头晕、无力等不适症状，应立即停止活动。

（6）饭前、饭后1小时内不要进行大强度运动。

（7）运动后不要立即进行热水浴，休息30分钟以上再用温水淋浴。

（8）不要进行要求爆发力或过于剧烈的运动，尤其是竞争性强的运动；不要进行大强度的力量训练。

附件

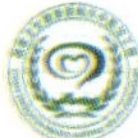

“中风”危险评分卡

8 项危险因素（适用于 40 岁以上人群）			
高血压		☐	≥ 140/90mmHg
血脂情况		☐	血脂异常 或 不知道
糖尿病		☐	有
吸烟		☐	有
房颤或瓣膜性心脏病		☐	心跳不规则
体重		☐	肥胖
运动		☐	缺乏运动
卒中家族史		☐	有
评估结果	高危	☐	存在 3 项及以上上述危险因素
		☐	既往有脑卒中（中风）病史
		☐	既往有短暂脑缺血发作病史
	中危	☐	有高血压、糖尿病、心房颤动之一者
如果您是“中风”高危人群，请立即向医生咨询脑卒中的预防！			

如何减少“中风”危险？

1. 了解您的血压，如果有高血压，找医生帮助控制血压。
2. 如果有糖尿病，仔细听从医生的建议，控制血糖。
3. 定期检查血脂，如存在血脂异常，寻找医生帮助控制。
4. 如心律不规则，请医生诊断有没有心房颤动。
5. 如果吸烟，请尽早戒烟！
6. 如果饮酒，酒精总量男性不超过 25 克/天，女性不超过 12.5 克/天。
7. 在日常生活中积极运动。
8. 低盐、低脂饮食。
9. 学习、了解脑卒中症状。
10. 向医生咨询如何降低卒中风险。

急性脑卒中（中风）症状包括：

- 突然的颜面部、肢体的麻木或无力，尤其是在身体的一侧；
- 突然不能说出物体的名称，说话或理解困难；
- 突然单眼或双眼视物不清；
- 突然行走困难，头晕，伴有恶心、呕吐，肢体失去平衡或不协调；
- 突然的不明原因的没有经历过的严重头痛，伴有恶心呕吐。

如果出现上述任何症状，即使是仅持续几分钟，您可能发生了短暂脑缺血发作（TIA）或急性脑卒中。

----------请立即去医院就诊或拨打电话 120！

国家卫生健康委脑卒中防治工程委员会　推荐